MINISTÈRE DE L'INTÉRIEUR

LABORATOIRE

DU

CONSEIL SUPÉRIEUR D'HYGIÈNE PUBLIQUE DE FRANCE

Boulevard Montparnasse, 52, à Paris.

ANALYSES DES EAUX

MÉTHODES ET PROCÉDÉS

EMPLOYÉS PAR LE LABORATOIRE

MELUN
IMPRIMERIE ADMINISTRATIVE
1913

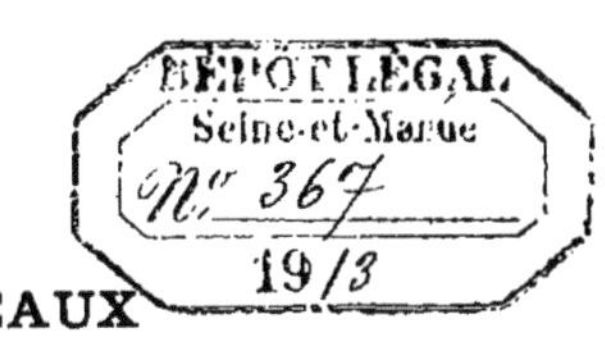

ANALYSES DES EAUX

MÉTHODES ET PROCÉDÉS DU LABORATOIRE DU CONSEIL SUPÉRIEUR D'HYGIÈNE PUBLIQUE

PRÉLÈVEMENTS DES ÉCHANTILLONS — RENSEIGNEMENTS — ANALYSES

La détermination de la valeur hygiénique d'une eau repose sur l'interprétation des résultats des opérations suivantes :

I. — Prélèvement des échantillons destinés aux examens chimique, bactériologique et micrographique.
II. — Renseignements sanitaires, hydrologiques, géologiques.
III. — Analyse chimique, caractères physiques.
IV. — Examen bactériologique.
V. — Examen micrographique.

I. — PRÉLÈVEMENT DES ÉCHANTILLONS DESTINÉS AUX ANALYSES

A. — Précautions locales préliminaires.

Les échantillons, qui sont la base des analyses, doivent être effectués avec tous les soins voulus et conformément aux conditions que nous allons indiquer. Le but à atteindre est de remettre au laboratoire dans lequel les analyses doivent être effectuées des échantillons de l'eau telle qu'elle est ou telle qu'elle doit être consommée. Il faut bien tenir compte que si l'analyse chimique est relativement peu sensible aux altérations accidentelles, l'examen bactériologique, au contraire, est un réactif d'une très grande sensibilité, mais par contre très impressionnable, suivant l'insuffisance des conditions dans lesquelles peuvent être effectués les prélèvements des échantillons destinés à cet examen.

C'est pourquoi il est désirable que les prélèvements soient effectués par les spécialistes chargés d'effectuer les analyses.

Les prélèvements des échantillons doivent être précédés de dispositions préparatoires dont on ne peut juger l'opportunité que d'après la connaissance des lieux. D'une façon générale on doit observer les précautions suivantes :

garantir l'eau plusieurs jours avant les prélèvements contre toute contamination accidentelle ou volontaire (lavage de linge, abreuvage des animaux, dépôt ou projection d'immondices ou de matières fécales, baignade, etc.,);

assurer l'écoulement ou le renouvellement normal de l'eau ;

ne pas pénétrer dans les galeries, puits, réservoirs, etc... où l'on doit prélever les échantillons;

éviter toute introduction ou manipulation d'objets ou de matériaux dans l'eau qui doit être prélevée (échelle, seau, planches, etc.,).

S'il s'agit d'un puits, d'un puits instantané, d'un forage, pomper plusieurs jours avant la prise des échantillons, jusqu'au moment du prélèvement, afin de changer l'eau qui a pu être en contact avec des murs nouvellement maçonnés, des tuyaux d'aspiration et des matériaux de toutes sortes nécessités pour l'aménagement du puits. S'il s'agit d'une canalisation, y faire circuler l'eau, afin de ne pas prélever celle qui a séjourné dans les tuyaux ; s'il s'agit d'eaux superficielles, lacs, cours d'eau, bassins, réservoirs, tranchées, etc., éviter de recueillir des eaux de la surface, qui sont plus exposées à recevoir des corps étrangers, notamment des poussières atmosphériques ; éviter également de mettre en suspension les dépôts du fond ou des bords.

La personne chargée des prélèvements est obligée généralement de lutter contre le zèle des assistants éventuels qui s'efforcent à lui faciliter la tâche, ignorant les altérations qu'ils peuvent faire subir inconsciemment à l'eau qui doit être prélevée.

Enfin, au moment du prélèvement, empêcher l'approche du lieu où l'eau doit être prélevée afin d'éviter les éboulements de terre, la production des poussières, l'introduction des mains ou de corps étrangers contaminés, etc.

Il est impossible de préciser toutes les conditions préliminaires qui sont inhérentes à chaque cas. C'est l'opérateur qui est le seul juge de prendre les dispositions les plus favorables à la bonne exécution de ces prélèvements.

L'opérateur effectue ensuite les prises des échantillons, en se conformant rigoureusement aux conditions suivantes en commençant par le sprélèvements des échantillons destinés à l'examen bactériologique et dans l'ordre suivant, afin d'éviter les contaminations accidentelles, même les plus insignifiantes, de l'eau qui doit être soumise aux analyses.

Il est préférable que la prise des échantillons soit faite par l'analyste lui-même. Il peut alors effectuer avantageusement sur place les ensemencements bactériologiques de l'eau dans les milieux de culture appropriés, prendre tous les renseignements nécessaires, relever toutes observations utiles.

B. — Prélèvement pour les examens bactériologique et micrographique.

Les prélèvements doivent être effectués pour chaque prise différente d'eau dans 3 tubes et 2 flacons stérilisés et dans les conditions suivantes :

1° **Tubes**. — On choisit un tube en verre de 6 à 8 millimètres de diamètre intérieur et de 2 à 2,5 millimètres d'épaisseur, on l'étire en fragments de 20 centimètres de longueur, en prenant soin de donner à l'effilure de chaque extrémité une longueur de quelques centimètres et une épaisseur suffisante.

On ferme une extrémité près le corps même du tube et on laisse l'autre ouverte ; on place le tube (qui possède alors une longueur de 25 centimètres environ) dans une gouttière en toile métallique ou en clinquant, et on chauffe presqu'au rouge sur toute la longueur ; sans laisser refroidir le tube on ferme l'effilure laissée ouverte en lui laissant une longueur d'environ 2 centimètres. On a ainsi un récipient partiellement vide d'air et absolument stérilisé. Le tube est enroulé de papier et on stérilise au four environ 10 minutes à 110 degrés.

Pour prélever l'échantillon, on trace un trait avec le couteau à verre ou une lame de bon acier aiguisée sur la plus longue effilure, que l'on passe à plusieurs reprises dans la flamme d'une lampe à alcool, on la plonge dans l'eau à analyser à quelques centimètres au-dessous de la surface libre, et on brise la pointe à l'endroit du trait, à l'aide d'une longue pince flambée.

La pointe une fois brisée, l'eau se précipite dans le tube pour occuper le vide partiel qui est environ les 2/3 du volume total, on retire le tube et on ferme l'effilure ouverte en la chauffant progressivement jusqu'à soudure du verre sur lui-même.

La lampe à souder des plombiers est extrêmement commode pour ce genre d'opérations.

2° **Flacons.** — On choisit des flacons en verre blanc de 150 centimètres cubes de capacité, bouchant exactement à l'émeri. On stérilise ces flacons au laboratoire en les chauffant au four à flamber, pendant 2 heures, à 150 degrés; les flacons sont entourés de papier. On stérilise de nouveau pendant 10 minutes au four à 110 degrés.

Pour prélever on remplit prespue complètement le flacon avec l'eau à analyser et on le bouche en ayant soin de passer au préalable, à plusieurs reprises, le bouchon à l'émeri dans la flamme d'une lampe à alcool. Lorsque l'on doit plonger le flacon dans l'eau pour le remplir, on ne doit pas le tenir directement avec les mains : on se sert d'une longue pince à extrémités arrondies, de façon à serrer le goulot et à maintenir solidement le flacon le plus profondément possible sous l'eau. Bien entendu, on flambera la pince avant chaque opération.

Le bouchon sera fixé sur le flacon au moyen d'une peau ou de parchemin ficelé autour du goulot.

Lorsque l'eau est difficilement accessible, on fixe une masse de plomb au-dessous d'un flacon stérilisé au moyen d'une armature métallique que l'on peut flamber : on descend le tout à l'aide d'un fil de cuivre ou d'une chaînette métallique flambée. On retire le flacon avec soin en évitant de toucher les bords; on flambe le goulot et le bouchon, et on prélève les tubes dans ces flacons en chauffant la pointe et la plongeant rapidement dans l'eau, ce qui amène la rupture de l'effilure et le remplissage du tube. On se sert encore avantageusement des flacons pour remplir les tubes lorsqu'il s'agit de prélever l'eau au robinet d'une canalisation ou à un écoulement quelconque. Dans ce cas, il faut avoir soin de flamber le robinet ou l'extrémité du tuyau d'écoulement et de laisser ensuite couler l'eau avant de procéder à la prise des échantillons.

Aussitôt après leur prélèvement, chaque tube et chaque flacon devra être étiqueté de façon à ne pas commettre d'erreur et introduits dans leurs étuis respectifs, en évitant leur contact avec la sciure.

Ces étuis seront immédiatement placés au milieu de sciure de bois, dans une caisse à doubles parois dont l'intervalle des parois sera rempli d'un mélange de glace concassée (au moins dix kilos) et de sciure.

Un emballage soigneusement exécuté dans ces conditions permet d'envoyer à de très grandes distances des échantillons d'eau.

Dans tous les cas l'envoi devra se faire par grande vitesse et dans le plus bref délai possible après la prise d'échantillons. Cet envoi devra être adressé franco de port, au laboratoire du Conseil supérieur d'hygiène publique, 52, boulevard Montparnasse, à Paris.

C. — *Prélèvement pour l'analyse chimique.*

L'eau doit être recueillie dans des récipients incapables de faire subir une altération quelconque à la nature et à la quantité des éléments chimiques pendant le séjour nécessaire aux analyses.

Il faut se servir de bouteilles de verre d'un litre environ parfaitement nettoyées, bouchant exactement à l'émeri ou à l'aide d'un bon bouchon de liège neuf.

Il faudra rejeter absolument toute bouteille dont on ne pourrait constater *de visu* l'état de parfaite propreté.

On rince soigneusement chaque bouteille avec l'eau à prélever, on la remplit jusque près du bouchon et on la bouche solidement.

Il est nécessaire de prélever dix litres d'eau pour l'analyse chimique complète.

D. — *Observations complémentaires.*

On prend la température de l'eau et la température de l'air, on observe l'aspect de l'eau, si elle dégage des gaz à son libre contact avec l'air, et l'on juge approximativement, par l'odorat ou par d'autres moyens appropriés, la nature de ces gaz (acide carbonique, hydrogène sulfuré, méthane, etc.) ; on note si elle abandonne des dépôts ferrugineux, crétacés, séléniteux.

*
* *

II. — Renseignements sanitaires, hydrologiques, géologiques

On relève les différentes observations que l'on peut faire sur place, et dont certaines rentrent dans le cadre du questionnaire destiné à instruire les projets d'amenée d'eau faisant partie de la circulaire ministérielle du 10 décembre 1900.

On observera avec le plus grand soin s'il existe une cause quelconque d'insalubrité pouvant déterminer la contamination de l'eau (dépôts de fumiers, de boues, d'immondices, lavoirs, marécages, usines, etc...). On relèvera également les périodes de pluie et de sécheresse, les variations dans le débit des sources, dans l'aspect de l'eau, etc.

Les rapports étroits 1° de la géologie avec la constitution chimique d'une eau, 2° de la salubrité du lieu ou des environs du lieu où elle se trouve située avec la valeur hygiénique de cette eau, 3° de la qualité des eaux avec l'état sanitaire des agglomérations qu'elles alimentent, font aisément comprendre l'utilité de ces renseignements.

Lorsque les circonstances le permettront on devra adresser au laboratoire au cours des analyses le rapport du géologue.

Des discordances apparentes existant entre les résultats des recherches chimique et bactériologique sont souvent expliquées par l'indication de la provenance de l'eau. Par exemple, la présence d'une quantité relativement élevée de matières organiques, d'azote ammoniacal et organique, de chlorure de sodium, opposés à des résultats bactériologiques satisfaisants deviennent absolument explicables si l'eau provient de nappes artésiennes très profondes, de forage à sol schisteux, marécageux ou tourbeux, de régions salifères ou voisines de la mer.

De même, certains renseignements faisant connaître la façon dont les échantillons ont été prélevés peuvent éviter l'entreprise d'analyses longues et délicates dont les résultats ne sauraient avoir aucune valeur exacte.

∴

III. — Analyse chimique

Dès que les échantillons sont reçus dans de bonnes conditions au laboratoire, on doit mettre immédiatement les analyses en cours d'exécution. On procède à l'examen des caractères physiques : couleur, transparence, odeur, dépôts, etc..

On commence l'analyse chimique par les recherches et dosages des produits les plus altérables qui sont les suivants :

Matière organique.
Oxygène dissous.
Azote ammoniacal.
Azote organique.
Nitrites.
Nitrates.

On recherche et dose ensuite les produits fixes :

Résidu à 110 degrés.
Résidu après calcination.

On en déduit la perte au rouge.

On détermine par pesée ou volumétriquement, suivant les cas :

Silice.
Oxyde de fer et alumine.
Chaux.
Magnésie.
Acide sulfurique des sulfates.
Chlore des chlorures.
Acide phosphorique des phosphates.
Alcalimétrie totale.
Degré hydrotimétrique total.
Degré hydrotimétrique permanent.

Pour les analyses de contrôle il suffit de déterminer la matière organique, de rechercher les sels ammoniacaux, les nitrites, de doser les nitrates, les chlorures, l'alcalimétrie totale, le degré hydrotimétrique total.

Évaluation de la matière organique — L'évaluation de la matière organique repose sur les principes suivants :

Lorsque l'on additionne l'eau renfermant des matières organiques en dissolution ou en suspension d'une petite quantité de permanganate de potassium, à froid, ou plus rapidement à chaud, on voit la coloration disparaître et faire place à un dépôt brun d'oxyde de manganèse, dont la constitution peut être très variable, mais où domine généralement le sesquioxyde brun Mn^2O^3.

Si l'on dissout ce précipité dans de l'acide sulfurique et si l'on fait un essai absolument comparatif avec une solution de permanganate dans l'eau exempte de matières organiques, on constate que le permanganate perd son oxygène et se transforme d'après l'équation suivante :

Matière organique $+ Aq + 2\,MnO^4K + 3\,SO^4H^2 =$
$= K^2SO^4 + 2MnSO^4 + 3H^2O + Aq + 5\,O$ consommé par matière organique.

On remarque également que certaines matières organiques enlèvent plus d'oxygène au permanganate en solution acide qu'en solution alcaline, tandis que d'autres agissent en sens inverse.

C'est sur cette réaction d'une part, et, d'autre part, sur la connaissance du fait précédent, qu'est basé le procédé employé pour évaluer approximativement, mais surtout *comparativement*, la quantité de matières organiques que renferment les eaux potables.

Le type de matière organique définie que nous adoptons pour exprimer les résultats fournis par le dosage de l'oxygène emprunté au permanganate de potassium est l'acide oxalique cristallisé, qui possède une composition, une constitution fixe et bien définie, et qui a la propriété de s'oxyder facilement et totalement sous l'action du permanganate de potassium, d'après l'équation :

$$C^2O^4H^2,2H^2O+O=2CO^2+3H^2O.$$

Or 2 molécules de permanganate sont susceptibles de donner

5 molécules d'oxygène, c'est-à-dire d'oxyder 5 molécules d'acide oxalique :

$$2MnO^4K + 3SO^4H^2 + 5C^2O^4H^2.2H^2O = 10\,CO^2 + 18H^2O + 2MnSO^4 + K^2SO^4.$$

En calculant d'après cette équation, on trouve que :

1 gramme de permanganate de potassium peut fournir o mg. 253 d'oxygène capable d'oxyder 1 mg. 994 d'acide oxalique.

Nous avons adopté dans la pratique la solution à o gr. 5 de permanganate par litre.

1 centimètre cube de cette solution correspond à o mg. 125 d'oxygène et à o mg. 985 d'acide oxalique cristallisé.

La solution de permanganate est titrée au moyen d'une solution exacte d'acide oxalique qu'il est facile de faire en partant d'acide oxalique pur cristallisé et de vérifier pondéralement en le transformant en oxalate et finalement en carbonate de chaux.

Les dosages demandent à être effectués le plus rigoureusement possible dans les mêmes conditions. On devra éviter l'introduction des poussières pendant tout le cours des opérations, n'employer que des vases absolument propres et rincés avec de l'eau distillée pure.

Chaque essai nécessite quatre fioles coniques en verre de Bohême de 250 centimètres cubes de capacité ainsi réparties :

Deux fioles pour l'évaluation des matières organiques en solution acide ;

Deux fioles pour l'évaluation des matières organiques en solution alcaline.

1° *Solution acide.* — On introduit 100 centimètres cubes de l'eau à essayer dans une fiole et 50 centimètres cubes dans la seconde.

On acidifie les 100 centimètres cubes au moyen de 10 centimètres cubes d'acide sulfurique au quart et les 50 centimètres cubes au moyen de 5 centimètres cubes du même acide.

2° *Solution alcaline.* — On introduit également d'une part 100 centimètres cubes, de l'autre, 50 centimètres cubes de la même eau dans deux fioles, on alcalinise par 10 centimètres cubes et 5 centimètres cubes d'une solution de bicarbonate de soude saturée.

On introduit dans les 4 fioles exactement 10 centimètres cubes de permanganate de potassium à 0 gr. 50 p. 1000.

Les quatre fioles sont alors portées à l'ébullition ménagée pendant 10 minutes.

On laisse refroidir ; les deux épreuves alcalines sont rendues acides en vue du titrage par 20 centimètres cubes et 10 centimètres cubes d'acide sulfurique dilué volume à volume.

Chaque épreuve est alors successivement additionnée exactement de 10 centimètres cubes de sulfate ferreux ammoniacal (solution à 10 grammes par litre + 10 grammes d'acide sulfurique).

On revient immédiatement à la teinte rose faible en laissant tomber du permanganate à 0 gr. 5 pour 1.000 placé dans une burette graduée.

La différence volumétrique de permanganate, trouvée entre une épreuve de 100 centimètres cubes et celle de 50 centimètres cubes qui lui correspond, représente l'oxygène, consommé par la matière organique dans 50 centimètres cubes d'eau : on exprime les résultats en oxygène et acide oxalique par litre.

Les chiffres de matières organiques exprimés par des quantités d'oxygène inférieures à 1 milligramme n'ont aucune signification, si ce n'est que l'eau renferme une très petite quantité de matière organique.

Les produits définis d'origine végétale, tels que sucre cristallisé, glucose, dextrine, acide tartrique et les macérations de produits végétaux absorbent d'une façon constante bien plus d'oxygène en solution acide qu'en solution alcaline. Certains produits organiques d'origine animale ont peu d'action sur le permanganate de potasse en solution acide ou en solution alcaline. Telle l'urée et l'albumine d'œuf : une solution renfermant 1 *gramme* d'urée par litre absorbe à peine d'oxygène en solution acide et peu en solution alcaline. L'inverse a lieu pour l'albumine d'œuf.

L'urine, les matières fécales, les produits de putréfaction des matières albuminoïdes, absorbent une plus grande quantité d'oxygène en solution alcaline qu'en solution acide.

Le purin frais, en raison de la grande proportion de matière organique végétale en dissolution, est plus attaqué en solution acide qu'en solution alcaline. La réaction inverse a lieu dès que la putréfaction vient transformer ces produits.

Enfin les eaux de lavage de terre contaminées par des déjections alvines et des fumiers, les eaux de lavage de linges souillés, ont aussi une action sur le permanganate plus grande en solution alcaline qu'en solution acide.

Oxygène dissous. — Cette détermination ne présente un réel intérêt que lorsque l'oxygène dissous est fixé sur place ou lorsqu'il est dosé comparativement après plusieurs jours d'embouteillage. Ce procédé repose sur la détermination de la quantité d'hydrate ferreux oxydé par l'oxygène dissous dans un volume déterminé d'eau.

On utilise les solutions suivantes :

I. — Solution de sulfate ferreux ammoniacal :

Sulfate ferreux ammoniacal.......	20 grammes
Acide sulfurique................	20 grammes
Eau distilée, Q. S. pour faire.....	1.000 cent. cubes.

II. — Solution titrée de permanganate de potassium (la même que celle employée pour la matière organique) à 0 gr. 500 de MnO^4K par litre. Un centimètre cube de cette solution correspond à 0 mg. 125 d'oxygène disponible.

III. — Lessive de soude à 40°.

IV. — Acide sulfurique à 66° Baumé et acide sulfurique dilué au quart.

On emploie une pipette à robinet supérieur et robinet inférieur, dont on connaît exactement le volume V intérieur, qui doit être de 108 à 110 centimètres cubes. Un petit entonnoir de 5 centimètres cubes environ surmonte le robinet supérieur. La tige du robinet inférieur doit être assez longue pour plonger au fond d'une fiole conique en verre de Bohême.

On remplit cette pipette en la plongeant dans l'eau à analyser ou par aspiration, le départ d'oxygène par la dépression nécessaire à cet effet étant absolument négligeable.

On ferme les robinets et enlève l'eau qui peut être contenue dans l'entonnoir et la tige inférieure en l'aspirant avec du papier buvard. On dispose au-dessous de la pipette une fiole conique renfermant 10 centimètres cubes d'acide sulfurique à 66° Baumé dans lequel vient plonger la tige inférieure.

On verse dans l'entonnoir un volume exact de 4 ou de 5

centimètres cubes (1) de solution de sulfate ferreux ammoniacal ; on les fait écouler dans l'eau ; on ajoute ensuite de la même façon 3 ou 4 centimètres cubes (1) de lessive de soude que l'on fait écouler à l'intérieur de la pipette : l'hydrate ferreux est précipité, et une quantité proportionnelle au volume d'oxygène dissous dans l'eau passe à l'état d'hydrate ferrique : on laisse en contact une demi-heure. On rend ensuite la liqueur acide, sans la soumettre au contact de l'air, en versant dans l'entonnoir 4 centimètres cubes d'acide sulfurique au quart que l'on fait passer dans l'intérieur de la pipette, on remplit l'entonnoir d'acide sulfurique concentré, qui, plus lourd que l'eau, pénètre dans la pipette et dissout l'hydrate de fer. On fait écouler le contenu de la pipette dans le vase placé en dessous et on la rince.

On fait concurremment un témoin dans les mêmes conditions, en y introduisant exactement les mêmes quantités d'eau et de réactifs. — Les liquides du témoin et de l'épreuve sont titrés avec la solution de permanganate jusqu'à coloration rosée. La différence des lectures correspond à la quantité d'oxygène dissous dans l'eau. Chaque centimètre cube représente 0 mg. 125 d'oxygène. On rapporte au litre d'eau. Pour avoir la proportion en volume d'oxygène on multiplie le poids obtenu par 0,696, volume d'un milligramme à 0° et 760 millimètres. A 0° et 760 millimètres, un litre d'eau, en contact avec l'air atmosphérique, dissout 8^{cc} 64 ou 12 mg. 36 d'oxygène emprunté à l'air.

Azote ammoniacal. — On effectue d'abord la recherche qualitative et, si les résultats sont positifs et appréciables, on en fait le dosage. La recherche qualitative est généralement suffisante.

Ces opérations doivent être faites à l'abri des vapeurs ammoniacales, si fréquentes dans l'atmosphère des laboratoires.

La recherche de l'ammoniaque et des sels ammoniacaux se fait au moyen du réactif de Nessler de la façon suivante :

Préparation du réactif de Nessler. — On fait dissoudre 17 gr. 50 d'iodure de potassium dans 20 centimètres cubes d'eau

(1) Le volume des solutions introduites doit être en totalité de V (volume intérieur de la pipette) — 100 centimètres cubes, de façon à rapporter les résultats à 100 centimètres cubes d'eau.

distillée *pure*, on y ajoute une quantité suffisante d'une solution saturée de bichlorure de mercure jusqu'à formation d'un léger précipité rouge persistant. On ajoute ensuite 80 grammes de potasse caustique, on complète à 500 centimètres cubes et ajoute encore 2 centimètres cubes de solution de bichlorure mercurique.

On laisse reposer, décante et conserve dans un flacon en verre brun à l'obscurité.

Recherche. — On acidule au moyen de 5 à 6 gouttes d'acide sulfurique pur 250 centimètres cubes d'eau à essayer. On concentre à environ 30 centimètres cubes en chauffant à l'ébullition dans une fiole à fond plat. On laisse refroidir. Certaines eaux donnent un dépôt cristallisé de sulfate de chaux.

On alcalinise à l'aide de potasse caustique pure : il se forme souvent un précipité de chaux et de magnésie qu'il n'est pas nécessaire de séparer, on ajoute 2 centimètres cubes du réactif de Nessler, qui produit un précipité ou une coloration jaune brun d'autant plus foncée qu'il y a une quantité d'ammoniaque plus grande. Dans les eaux calcaires et magnésiennes il se forme un précipité blanc lorsqu'il n'y a pas d'ammoniaque et coloré par l'entraînement du sel de mercure-ammonium lorsqu'il y en a.

On fait un témoin dans les mêmes conditions avec de l'eau distillée pure.

Dans certains cas où la réaction est accentuée, on dose l'azote ammoniacal.

Dosage. — On utilise les deux solutions titrées suivantes :

a) Acide sulfurique à 0 gr. 98 de SO^4H^2 par litre. Un centimètre cube correspond à 0 mg. 98 de SO^4H^2 ou à 0 mg. 28 d'azote.

b) Soude à 0 gr. 80 de NaOH par litre, c'est-à-dire équivalente à (*a*).

L'appareil se compose d'un ballon ou d'une fiole à fond plat de 2 litres fermé par un bouchon de caoutchouc percé de deux trous : dans l'un passe la tige d'un entonnoir à robinet, dans l'autre un tube à dégagement relié à un réfrigérant : on fixe à l'extrémité du réfrigérant un tube à bout effilé. On introduit dans le récipient 1.500 centimètres cubes d'eau et un lait de 10 grammes de magnésie calcinée que l'on a eu le soin de faire préalablement bouillir.

On porte ensuite doucement à l'ébullition, on distille lentement, environ 100 à 150 centimètres cubes. On recueille le liquide distillé dans une fiole conique renfermant 20 centimètres cubes d'acide sulfurique (*a*) additionnés de quelques gouttes de solution alcoolique de phénolphtaléine, dans lequel plonge, dès le début, l'extrémité effilée du réfrigérant. On prépare un témoin avec les mêmes quantités d'eau distillée pure, d'acide et de phénolphtaléine. On dose avec la solution de soude (*b*) le témoin et l'épreuve, en prenant les précautions de faire bouillir et refroidir les solutions acides avant les titrages (voir azote organique). La différence donne la quantité d'acide sulfurique saturée par l'ammoniaque de l'eau. On en déduit facilement la quantité correspondante d'azote ammoniacal par litre.

Azote total et azote organique. — Ce dosage n'est effectué que dans des circonstances spéciales.

Un ou deux litres d'eau décantée sont évaporés en présence de 5 centimètres cubes d'acide sulfurique à 66° Baumé pur. Lorsqu'il reste environ 30 centimètres cubes de liquide, on le fait passer intégralement dans un petit ballon de 100 centimètres cubes, on ajoute un globule de Hg. On évapore totalement l'eau et chauffe à la température d'ébullition de l'acide sulfurique, jusqu'à ce que celui-ci soit absolument incolore. On laisse refroidir, ajoute un peu d'eau distillée, puis 2 à 3 grammes d'hypophosphite de soude pur qui précipite le mercure dissous en aidant la réduction par la chaleur. On sature à peu près à froid l'acidité par de la soude pure et étendue. La totalité de ce liquide est introduite, ainsi que les eaux de rinçage dans un appareil à distillation d'ammoniaque renfermant un lait de 10 grammes de magnésie. La partie distillée est recueillie dans 20 centimètres cubes (ou plus si cela est nécessaire) d'acide sulfurique à 0 gr. 98 par litre additionnés de quelques gouttes de solution alcoolique de phénolphtaléine. On fait un témoin.

Finalement l'épreuve et le témoin sont titrés à la soude, renfermant 0 gr. 80 NaOH par litre, autant que possible exempte d'acide carbonique. On a le soin de porter à l'ébullition chaque liqueur acide à titrer, afin de chasser l'acide carbonique qui paralyse le virage de la phtaléine du phénol. On laisse refroidir et titre aussitôt à froid.

Le résultat est évalué en azote total par litre.

En défalquant de ce chiffre la quantité d'azote ammoniacal précédemment dosé, on obtient le chiffre d'*azote organique*.

Nitrites. — On emploie le réactif de Tromsdorff.

Réactif de Tromsdorff. — On dissout dans 100 centimètres cubes d'eau distillée 20 grammes de chlorure de zinc, et on délaye dans cette solution 5 grammes d'amidon. On fait bouillir pendant plusieurs heures jusqu'à ce que l'amidon soit bien dissous. On ajoute alors 2 grammes d'iodure de zinc et, après avoir complété à un litre, on filtre à l'aide du vide sur du coton de verre. On conserve ce réactif à l'abri de la lumière dans un flacon de verre brun.

Recherche. — Dans 100 centimètres cubes d'eau additionnés de 2 centimètres cubes d'acide sulfurique au quart on verse 5 centimètres cubes du réactif. On obtient immédiatement ou au plus tard après une minute une coloration bleue plus ou moins intense suivant la quantité de nitrites. Si la coloration se produit tardivement, elle doit être négligée, toutes les eaux finissant par bleuir dans ces conditions.

Nitrates. — La recherche et le dosage s'effectuent d'après le principe suivant : transformation de l'acide nitrique des nitrates par le réactif sulfo-phéniqué et évaluation colorimétrique de l'intensité de la matière colorante comparativement à un témoin dont on connaît la teneur en acide nitrique.

On utilise les solutions suivantes :

a) *Réactif sulfo-phéniqué*. — On dissout 12 grammes d'acide phénique pur et cristallisé dans 144 grammes d'acide sulfurique pur bouilli en évitant l'élévation de température.

b) Solution de 80 mg. 26 de nitrate de potassium dans un litre d'eau, correspondant à 50 milligrammes d'acide nitrique (AzO^3H) par litre.

c) Solution d'ammoniaque pure au tiers.

Recherche et dosage. — On évapore à siccité au bain-marie 10 centimètres cubes de l'eau à analyser et 10 centimètres cubes de la solution de nitrate de potasse dans des *becher-glass*. Après refroidissement on laisse tomber dans chaque vase

1 centimètre cube du réactif sulfo-phéniqué ; on mélange bien exactement avec le résidu de l'évaporation à l'aide d'un petit agitateur. On ajoute 5 centimètres cubes d'eau distillée et 10 centimètres cubes d'ammoniaque au tiers. On a ainsi des solutions dont la teinte est proportionnelle à la quantité de nitrates. On connaît le titre de l'une, et on les compare au colorimètre Dubosc. Quand la coloration de l'eau à essayer est faible, bien qu'appréciable à l'œil mais non dosable au colorimètre, on se contente de noter : *traces plus ou moins notables de nitrates*. Au colorimètre, on pratique deux lectures directes et une lecture après interposition d'un verre bleu, comparativement au témoin. On prend la moyenne des trois observations H.

Les quantités de nitrate sont inversement proportionnelles à l'écart des divisions du colorimètre.

Soit H^1 hauteur du témoin.

H hauteur correspondante de l'épreuve pour obtenir l'égalité de teinte.

x poids d'acide nitrique cherché.

p — — que renferme le volume V de solution titrée.

$$\frac{x}{p} = \frac{H^1}{H}$$

d'où

$$x = p \times \frac{H^1}{H}$$

Si les 2 volumes n'étaient pas les mêmes, soit V le volume de la solution titrée et v celui de l'eau on aurait :

$$x = p \times \frac{H^1}{H} \times \frac{v}{V}$$

D'après les données que nous indiquons, p=0 gr. 050 et v=V ; d'où l'on déduit :

$$x =, 005 \times \frac{H^1}{H}$$

Résidu à 110 degrés. — On mesure exactement un litre ou 500 centimètres cubes d'eau filtrée, suivant la quantité des éléments en dissolution ; le résidu ne doit pas dépasser 500 milligrammes. On évapore au bain-marie par fractions successives dans une capsule de platine (D = 10 c/m. H = 5 c/m. V = 150 à 175 cc.) exactement tarée, en ayant soin d'éviter les projections qui tendent à se produire au début de l'opération par le départ des gaz dissous. Lorsque l'évaporation est achevée, on porte la capsule dans une étuve à air, réglée à 110 degrés, pendant 4 heures. On laisse refroidir dans le dessicateur et pèse rapidement. Les résidus sont généralement hygroscopiques.

Résidu après calcination. — On porte ensuite progressivement la capsule, placée dans le moufle, au rouge cerise, dans le but de brûler la matière organique, jusqu'à ce que le résidu soit blanc. Il ne faut pas incinérer trop longtemps ni à trop haute température, afin d'éviter autant que possible la volatilisation des chlorures.

On laisse refroidir dans le dessicateur et pèse aussitôt. Au cours de cette opération, la présence de la matière organique se manifeste par une carbonisation plus ou moins intense du résidu ; les carbonates alcalino-terreux, les nitrates, nitrites, sels ammoniacaux, chlorure de magnésium sont décomposés en partie ou en totalité.

Perte au rouge. — La différence entre le résidu à 110 degrés et le résidu après calcination représente la perte au rouge. Il n'y a généralement aucun rapport entre la matière organique et ce chiffre qui représente l'ensemble des produits volatils constitués par l'eau, l'acide nitrique des nitrates décomposés, les chlorures volatisés, la matière organique, etc. Dans certains cas, on constate la réduction partielle des sulfates.

Reprise du résidu. — Sur ce résidu on dose les éléments suivants : silice, oxyde de fer, alumine, chaux, magnésie.

Dans le but d'éviter la production d'eau régale et l'attaque de la capsule de platine lorsque l'eau renferme de notables proportions de nitrates (à partir de 25 milligrammes d'AzO^3H par litre), on reprend le résidu par de l'eau chaude et décante dans une capsule de porcelaine, puis par de l'eau acidulée d'acide chlorhydrique, pour dissoudre le résidu, insoluble dans l'eau seule, que l'on verse dans la capsule de porcelaine, ainsi de suite jusqu'à ce que le résidu de la capsule de platine soit totalement passé dans cette capsule.

Si l'eau ne contient pas de nitrates ou seulement de faibles proportions, on reprend directement le résidu par 150 centimètres cubes d'eau renfermant 5 à 10 centimètres cubes d'acide chlorhydrique. Il faut avoir le soin d'éviter les projections que peut produire le dégagement de l'acide carbonique des carbonates par suite de leur transformation en chlorures.

Silice. — On évapore la solution précédente à siccité au bain-marie, on humecte de nouveau avec 5 centimètres cubes d'HCl que l'on évapore à siccité, on abandonne 2 heures à 110 degrés. On reprend par l'eau acidulée d'acide chlorhydrique, filtre, lave, sèche, incinère au moufle et pèse la silice SiO^2 ainsi obtenue qui reprise par l'acide fluorhydrique pur doit se volatiliser totalement au bain-marie.

On recueille le liquide filtré et les eaux de lavage dans une fiole à fond plat, ou dans une capsule de porcelaine dans le cas où l'on se propose de doser les alcalis.

Oxyde de fer et alumine. — Dans ce liquide dont le volume est d'environ 200 centimètres cubes on ajoute de l'ammoniaque pure jusqu'à réaction nettement alcaline, on porte à l'ébullition. S'il y a un précipité on chasse presque totalement l'ammoniaque, laisse reposer au bain-marie, filtre, lave à l'eau bouillante, sèche, incinère et pèse.

On ne pèse généralement que des quantités très faibles d'oxyde de fer et d'alumine qui n'entraînent ni chaux ni magnésie. Il est donc inutile de dissoudre ce précipité pour le précipiter de nouveau. Il est bien rare aussi que la quantité du précipité permette d'évaluer séparément les proportions de fer et celles d'alumine.

Dans le cas où l'on veut faire cette détermination il suffit de reprendre le précipité pesé par l'acide chlorhydrique pur ou par la solution à 8 parties d'acide sulfurique dans 3 parties d'eau, en chauffant au bain-marie jusqu'à dissolution totale. On fait un volume déterminé avec de l'eau, ajoute quelques rognures de zinc distillé; on laisse en contact jusqu'à épreuve négative avec le succinate d'ammoniaque, on filtre rapidement sur un linge. On prélève une partie aliquote que l'on titre au permanganate de potassium.

On fait exactement dans les mêmes conditions un témoin avec du fil de clavecin pur.

On évalue le résultat en Fe^2O^3, la soustraction de ce chiffre de celui de $Fe^2O^3 + Al^2O^3$ donne la quantité d'alumine.

Chaux. — Le liquide filtré provenant soit directement de la séparation de la silice ou, après séparation de l'oxyde de fer et de l'alumine, est faiblement alcalin par l'ammoniaque : il renferme également une notable quantité de chlorhydrate d'ammoniaque. On le rend nettement acide par l'acide acétique, puis on y ajoute un fort excès d'oxalate d'ammoniaque pur. On abandonne à la température ambiante pendant 24 heures. On filtre à froid et lave à l'eau bouillante jusqu'à ce que l'eau ayant lavé le précipité ne soit plus acide. On recueille le liquide filtré et les eaux de lavage dans une capsule de porcelaine ou de platine.

Le précipité de carbonate de chaux est séché, incinéré au moufle, repris par le carbonate d'ammoniaque, évaporé, chauffé sans atteindre le rouge sombre. On laisse refroidir dans le dessicateur et pèse le carbonate de chaux.

Chaux, en $CaO =$ poids de $CO^3Ca \times 0{,}56$.

Magnésie. — Le liquide séparé de la chaux est rendu fortement ammoniacal et on précipite la magnésie à l'état de phosphate ammoniaco-magnésien par le phosphate d'ammoniaque pur.

On abandonne pendant 24 heures à la précipitation, filtre et lave avec de l'eau renfermant 20 p. 100 de solution d'ammoniaque à 22 degrés jusqu'à ce qu'il n'y ait plus de chlore dans les eaux de lavage (essai avec $AgAzO^3$, en solution nitrique). On sèche et incinère au moufle. Les cendres sont généralement grises. On les pèse telles que. Il faut bien se garder de chercher à rendre les cendres blanches par le traitement à l'acide nitrique suivant le conseil de certains auteurs, les écarts dans ce cas peuvent être considérables (50 p. 100).

$MgO =$ poids de $Mg^2P^2O^7 \times 0{,}36$.

Sulfates. — On fait préalablement un essai grossier afin de se rendre compte du volume d'eau à prendre pour effectuer le dosage : le volume d'eau peut varier de 100 centimètres cubes à 2 litres.

D'une façon générale 500 centimètres cubes d'eau suffisent. Si le sulfate de baryte est indosable dans ces conditions, c'est qu'il y a moins de 2 milligrammes de SO^3 par litre.

On acidule le volume déterminé d'eau filtrée par 5 centimètres cubes d'acide chlorhydrique, on évapore jusqu'à 250 centimètres cubes, on laisse tomber pendant l'ébullition goutte à goutte 10 centimètres cubes de solution saturée de chlorure de baryum, puis on abandonne sur un bain-marie bouillant jusqu'à ce que le précipité soit totalement déposé, ce qui a lieu presque instantanément dans ces conditions.

On filtre sur un papier spécial : le liquide séparé du sulfate de baryte est absolument limpide, on lave le précipité à l'eau bouillante jusqu'à ce que les eaux de lavage soient neutres, on sèche à l'étuve, incinère au moufle, pèse.

$$SO^3 = \text{poids de } SO^4Ba \times 0{,}343.$$

On rapporte au litre.

Chlorures. — Nous employons généralement le dosage volumétrique.

A cet effet, on utilise les deux solutions suivantes :

a) Solution exactement titrée de nitrate d'argent :

$AgAzO^3$ fondu = 2 gr. 9075 par litre. Chaque centimètre cube correspond à 1 milligramme de NaCl ou 0 mg. 607 de Cl ; ce chiffre doit être vérifié pondéralement.

b) Solution de chromate de potassium neutre et pur à 10 p. 100.

Dosage volumétrique. — On verse dans une fiole conique 250 centimètres cubes de l'eau à analyser, que l'on additionne de 0,5 cent. cube de solution de chromate jaune. On titre à la burette, au moyen de la solution d'argent, jusqu'au virage de *jaune vert* au *jaune orange* très délicat, mais très net et sensible pour un œil exercé. On déduit le volume de liqueur titrée d'argent employé pour obtenir la même teinte dans une liqueur témoin contenant la même quantité de chromate jaune dans le même volume d'eau distillée.

Si l'eau était alcaline, on la rendrait neutre en ajoutant la quantité d'acide sulfurique titrée nécessaire, déterminée par le titrage alcalimétrique.

Si l'eau était très riche en chlorures, on emploierait la solution à 29 gr. 075 de nitrate d'argent, correspondant à 10 mg. de NaCl ou 6 mg. 07 de Cl par centimètre cube.

Acide phosphorique. – On le recherche à l'aide du réactif molybdique.

Préparation du réactif molybdique. — On dissout 60 gr. de molybdate d'ammoniaque cristallisé pur dans 200 centimètres cubes d'eau distillée tiède. La solution est filtrée dans une capsule de 1500 centimètres cubes à 2 litres: lorsque la totalité du liquide est filtrée, on y verse d'un seul coup 750 grammes d'acide nitrique pur, D = 1,3. Il se produit un précipité blanc qui se redissout immédiatement. On complète à un litre avec de l'eau distillée.

Recherche. — On évapore successivement, dans une capsule de porcelaine à fond blanc, 250 centimètres cubes à 500 centimètres cubes d'eau à analyser avec 5 centimètres cubes d'acide nitrique pur. Lorsqu'il ne reste plus que 25 à 30 centimètres cubes, on y ajoute 10 centimètres cubes de réactif molybdique et l'on chauffe au bain-marie.

Avec 0 mg. 01 de P^2O^5 par litre, on obtient un précipité jaune très net.

Titrage alcalimétrique. — Nous avons introduit, depuis longtemps, cette détermination d'une exécution facile, rapide et rigoureuse dans le but d'obtenir en bloc l'alcalinité de l'eau et de vérifier l'exactitude de la composition probable: la quantité d'acide sulfurique saturé devant cadrer avec la quantité correspondante des carbonates alcalino-terreux ; en cas d'écart notable, on est conduit à rechercher et doser les carbonates alcalins. Cette détermination fournit un renseignement hydrologique très important permettant de suivre facilement les variations de minéralisation des eaux.

Pour ce titrage on utilise :

a. — Solution titrée d'acide sulfurique renfermant 9 gr. 80 de SO^4H^2 par litre et correspondant à 9 mg. 8 de SO^4H^2 par centimètre cube ou 10 mg. 6 de CO^3Na^2 ou 10 mg. de CO^3Ca, ou 8 mg. 4 de CO^3Mg.

b. — Solution sensible aqueuse saturée d'orangé Poirier n° 3.

Essai. — On mesure 250 centimètres cubes d'eau à analyser, dans laquelle on introduit 2 ou 3 gouttes d'orangé Poirier. On titre à l'acide sulfurique à 9,8 jusqu'au virage très sensible du jaune au rose.

On fait un témoin, avec la même quantité d'eau distillée et d'orangé qui, avec un réactif bien sensibilisé, doit virer avec une ou deux gouttes d'acide.

Titrages hydrotimétriques. — Tout en étant effectuées avec les précautions voulues, ces déterminations n'ont pas une valeur précise : le degré hydrotimétrique total, le moins inexact des quatre classiquement indiqués, concorde grossièrement avec les résultats des déterminations minérales exactes. Rien n'est plus fantaisiste que les chiffres donnés par les auteurs qui déduisent les poids de chaux, de magnésie, d'acide sulfurique, d'acide carbonique, etc.., par le calcul et l'interprétation des quatre degrés hydrotimétriques.

Nous déterminons seulement les degrés hydrotimétriques total et permanent.

Liqueur titrée de Savon. — On saponifie 30 centimètres cubes d'huile d'amandes douces par 10 centimètres cubes de lessive de soude à 36 degrés en présence de 10 centimètres cubes d'alcool à 95 degrés en chauffant au bain-marie et agitant la masse : lorsque la réaction est terminée, on complète à 1 litre avec de l'alcool à 60 degrés en remuant constamment. On filtre.

Titrage. — Le titrage de la liqueur s'effectue au moyen d'une solution de chlorure de baryum à 0 gr. 55 de $BaCl^2\ 2\,H^2O$ par litre, titre qu'il est facile de vérifier par un dosage pondéral de sulfate de baryte.

$$\text{p. Ba SO}^4 \times 1.047 = \text{P. BaCl}^2 2\text{H}^2\text{O}$$

On mesure exactement 40 centimètres cubes de cette solution titrée de chlorure de baryum, que l'on introduit dans un flacon de 100 centimètres cubes bouchant à l'émeri ; on fait tomber la liqueur de savon contenue dans la burette spéciale jusqu'à ce que l'on obtienne par l'agitation une mousse qui doit occuper tout l'espace libre du flacon au début et persister avec une épaisseur d'un centimètre au moins pendant quatre ou cinq minutes tout en imprimant des mouvements de rotation à l'eau du flacon. Dans ces conditions, on doit obtenir 22 degrés, sinon on corrige la liqueur titrée de savon. Il est plus simple de noter le titre trouvé et d'en tenir compte dans l'évaluation des degrés hydrotimétriques.

Degré hydrotimétrique total. — C'est ainsi que l'on détermine le degré hydrotimétrique de l'eau telle que, sans dilution lorsque le degré ne dépasse pas 25, soit sur des fractions de 20 centimètres cubes, 15 centimètres cubes, 10 centimètres cubes, 5 centimètres cubes de l'eau à essayer, en complétant chaque fois à 40 centimètres cubes, avec de l'eau distillée fraîchement bouillie, suivant que cette eau accuse un degré de plus en plus élevé. On tient compte, bien entendu, de la liqueur de savon employée par le volume d'eau distillée ajoutée.

Degré hydrotimétrique permanent. — C'est celui de l'eau, après ébullition et séparation du précipité.

Cent centimètres cubes de l'eau sont portés à l'ébullition pendant 10 minutes: on refroidit, complète à 100 centimètres cubes avec de l'eau distillée bouillie, agite et filtre. On prend le degré hydrotimètrique dit *permanent* du liquide filtré. Un degré hydrotimétrique équivaut pour un litre d'eau à:

	Milligrammes.
Chaux en CaO	5,7
Carbonate de chaux en $CaCO^3$	10,3
Sulfate de chaux en $CaSO^4$	14,0
Magnésie en MgO	3,6
Carbonate de magnésie en $MgCO^3$	7,6
Sulfate de magnésie en $MgSO^4$	10,8
Nitrate de chaux en $(Az\ O^3)^2\ Ca$	17,0

∴

IV. — Examen bactériologique

La bactériologie des eaux comprend la recherche et l'étude du nombre, de l'espèce et de la virulence de tous les germes contenus dans les eaux.

Tout en étant la plus importante des recherches analytiques, l'examen bactériologique constitue le travail le plus délicat et le plus long de l'examen des eaux.

Les recherches bactériologiques comprennent les opérations suivantes :

1° Ensemencements généraux en vue de la numération, de la spécification et des recherches des germes pathogènes ;

2° Numération ;

3° Spécification ;

4° Recherche générale des espèces pathogènes ou suspectes et des associations dangereuses ; expérimentation physiologique.

5° Recherche spéciale des *bactéries putrides des matières fécales*, du bacille *coli* et du bacille *typhique*.

Préparations et formules des milieux de cultures.

Bouillon de bœuf. — Viande de bœuf, 500 grammes.

Sel marin, 5 grammes.

Peptone, 10 grammes.

Eau, 1.000 grammes.

La viande, bien débarrassée de la graisse, des tendons, est finement hachée, mise à macérer à froid pendant 24 heures en hiver, 18 en été, avec de l'eau. Le jus est filtré sur un linge mouillé, la viande est pressée pour en extraire le reste du jus, qui est alors pesé, et on complète avec de l'eau au double du poids de la viande employée. On ajoute alors le sel, la peptone, et le tout est porté à l'autoclave à 120 degrés pendant 2 heures pour 5 litres de liquide, ou 3 heures pour 10 litres. Le bouillon est filtré sur papier Chardin, il est acide. On l'alcalinise légèrement au papier de tournesol sensible avec de la lessive de soude étendue ajoutée par petites portions. On porte à l'autoclave à 115-120 degrés pendant 30 minutes environ. Le bouillon est de nouveau filtré sur Chardin, il ne reste qu'à le mettre en fioles et à stériliser à 110 degrés pendant 20 minutes.

On peut préparer plus rapidement une formule de bouillon dans laquelle la viande est remplacée par de l'extrait de viande Liebig dans la proportion de 15 grammes par litre de bouillon. Les autres éléments subsistent comme dans la préparation du bouillon de bœuf. Le milieu ainsi obtenu ne possède pas les propriétés nutritives aussi marquées que le bouillon de viande.

Gélatine. — Bouillon, 1 litre.

Peptone, 10 grammes.

Gélatine carte d'or, hiver, 100 grammes ; été, 120 grammes.

Gélose, hiver, 2 grammes ; été, 4 grammes.

Lactose, 5 grammes.

Faire dissoudre au bain-marie à part chaque matière dans le bouillon. Pour la gélose, faire bouillir pendant un certain temps jusqu'à dissolution. Mélanger alors les différentes portions et laisser refroidir jusqu'à 40 degrés. Alcaliniser au papier de tournesol sensible avec de la lessive de soude étendue. On clarifie en incorporant un blanc d'œuf délayé dans l'eau et en portant à l'autoclave pendant 20 minutes à 110 degrés. Filtrer sur Chardin avec entonnoir à filtration chaude. La gélatine est distribuée tiède dans des tubes bourrés au coton cardé. La stérilisation définitive se fait à l'autoclave pendant 15 minutes à 105 degrés. On répète cette opération une deuxième fois 24 heures après.

Milieu d'Elsner. — Pommes de terre épluchées, 500 grammes.

Gélatine carte d'or, 150 grammes.

Iodure de potassium, 10 grammes par litre exactement.

Eau, 900 grammes.

500 grammes de pommes de terre épluchées sont mises dans les 900 grammes d'eau, elles sont passées au hache-viande avec le liquide et mises à macérer à l'obscurité et au frais : 24 heures en hiver, 12 heures en été.

Le jus est filtré sur papier Chardin.

Diviser le jus en deux parties : dans la première, faire dissoudre la gélatine au bain-marie ; la deuxième est neutralisée exactement avec de la lessive de soude étendue. On mélange ; cette opération a pour but de réduire l'acidité du milieu. On porte à l'autoclave pendant 30 minutes à 110 degrés. La filtration se fait sur papier Chardin avec entonnoir à filtration chaude. On recueille dans un ballon jaugé ; on fait alors dissoudre l'iodure dans un peu d'eau ; on l'ajoute à la masse et on complète à un litre exactement.

La distribution et la stérilisation se font comme pour la gélatine ; 2 stérilisations à 105 degrés pendant 15 minutes à 24 heures d'intervalle.

Eau peptonée. — Peptone (1), 30 grammes.

Eau, 1.000 grammes.

On fait dissoudre la peptone à chaud, on fait bouillir, on filtre. La distribution se fait par 10 centimètres cubes dans les fioles. On stérilise 15 minutes à 115 degrés.

Gélose nutritive. — Agar-agar, 20 grammes.

Glycérine, 15 grammes.

Peptone, 20 grammes.

Sel marin, 5 grammes.

Eau ou mieux bouillon de bœuf, quantité suffisante pour 1.000 grammes.

Dissoudre à chaud et alcaliniser après dissolution.

Filtrer dans l'autoclave sous pression et mettre 10 centimètres cubes en tubes. Stériliser à 120 degrés pendant 20 minutes. Faire refroidir une partie des tubes sur un plan incliné en vue des ensemencements par strie.

Ensemencements.

Dès que les échantillons sont arrivés dans de bonnes conditions au laboratoire, c'est-à-dire lorsque les échantillons destinés à l'examen bactériologique sont encore entourés d'une certaine quantité de glace, on les met immédiatement en œuvre.

Le matériel suivant doit être prêt sous la main :

1 fiole de 250 centimètres cubes contenant 100 centimètres cubes de bouillon stérile.

4 fioles de 40 centimètres cubes contenant 10 centimètres cubes de bouillon stérile.

4 tubes de gélatine stérilisée fondue et maintenue à la température de 30 à 37 degrés.

1 pipette à numération effilée et stérilisée, sur laquelle est inscrite le nombre de gouttes correspondant à un centimètre cube d'eau. Ce nombre de gouttes doit varier entre 20 et 30.

4 boîtes de Petri de 10 centimètres de diamètre.

Solution à 5 p. 100 de phénol.

---

(1) On doit s'assurer que l'eau peptonée donne très nettement la réaction de l'indol après ensemencement et culture de coli-bacille typique.

On prend un des tubes scellés maintenus jusqu'alors dans la glace. On l'agite fortement pour obtenir une égale répartition des germes et pour s'assurer que la fermeture était bien hermétique (autrement le tube sera rejeté). On fait un léger trait de lime au-dessus du niveau du liquide et on achève de le briser.

Avec la pipette stérilisée on aspire une certaine quantité d'eau et on laisse tomber dans une des fioles contenant 10 centimètres cubes de bouillon un nombre de gouttes d'eau correspondant à 1 centimètre cube.

Avec un second tube on répète la même opération dans une seconde fiole de bouillon.

Ces deux ensemencements au dixième dans le bouillon sont bien agités pour réaliser la répartition homogène des germes et servent de dilution 1/10 pour ensemencer de suite des boîtes de gélatine avec une pipette stérilisée semblable à la précédente. A cet effet on a fluidifié à 30-37 degrés deux tubes de gélatine et le contenu de chacun d'eux a été versé aseptiquement dans une boîte de Pétri dont le couvercle porte une étiquette indicatrice. Dans une de ces boîtes, on ensemence 1/10 de centimètre cube d'une des dilutions d'eau en bouillon 1/10, soit 0 cc. 01 d'eau initiale. Dans la seconde boîte on ensemence 0 cc. 5 de la seconde dilution d'eau en bouillon 1/10 soit 0 cc. 05 d'eau initiale.

Dans deux autres boîtes de Pétri contenant également chacune 10 centimètres cubes de gélatine stérilisée on introduit directement, sans dilution, dans l'une 3 gouttes d'eau, dans l'autre 10 gouttes d'eau.

Aussitôt ensemencées, ces boîtes de Pétri, dont le contenu est encore fluide, sont manipulées de manière à obtenir l'étalement de la gélatine et le mélange intime de l'eau avec celle-ci, puis elles sont placées immédiatement sur une plaque réfrigérente où elles se solidifient définitivement.

Les ensemencements d'eau sur plaques de gélatine pour numération ainsi réalisés représentent donc :

1re plaque :	0cc01	d'eau	ensemencées par dilution au 1/10.
2e — :	0cc05	d'eau	
3e — :	3 gouttes	d'eau	ensemencées directement.
4e — :	10 gouttes	d'eau	

Lorsque l'on rencontre un très petit nombre de germes à l'examne des plaques, il convient de ne pas tenir compte des plaques ensemencées par dilution mais seulement de celles ensemencées directement. On risquerait en effet, pour la plaque contenant o cc. 01 d'eau, d'être amené à multiplier par 100, pour rapporter le résultat au centimètre cube, un germe unique rencontré sur cette plaque tandis que les résultats fournis par les ensemencements directs, plus massifs, (3 gouttes et 10 gouttes d'eau) donneraient seulement 10 ou 15 germes au centimètre cube. Pour les eaux épurées ou stérilisées il convient de ne jamais faire de dilutions et de procéder à des ensemensements directs massifs : o cc. 5 — 1 cc. — 2 cc.. Ces eaux doivent, après leur épuration, donner un pourcentage microbien par centimètre cube voisin de l'unité.

En vue de la recherche et de la numération approximative du coli-bacille et des espèces suspectes on effectue 4 ensemencements d'eau en bouillon au moyen des flacons prélevés à cet effet et maintenus dans la glace. Ces ensemencements sont faits respectivement avec 1, 10, 25, 100 centimètres cubes d'eau.

Le bouillon de 1 centimètre cube utilisé comme dilution 1/10 pour la numération est déjà ensemencé.

Le second bouillon qui a reçu déjà 1 centimètre cube d'eau pour l'ensemencement de la 2° plaque, reçoit à nouveau 9 centimètres cubes d'eau soit en tout 10 centimètres cubes.

Un troisième reçoit directement 25 centimètres cubes d'eau.

Enfin la fiole de 250 centimètres cubes contenant 100 centimètres cubes de bouillon reçoit 100 centimètres cubes d'eau.

Ces quatre bouillons sont phéniqués au millième par addition d'une quantité convenable de solution d'acide phénique à 5 p. 100 puis placés à l'étuve à 42 degrés.

Enfin un bouillon de 10 centimètres cubes est additionné de 10 centimètres cubes d'eau, sans acide phénique, puis placé à l'étuve à 35 degrés en vue de la recherche du bacille pyocyanique et de l'expérimentation physiologique.

Numération.

Cette opération consiste à compter le nombre de colonies visibles à la surface ou dans l'épaisseur de la gélatine des boîtes Pétri au bout d'un temps limité par l'envahissement et la liquéfaction de la gélatine : ce temps varie de 4 à 15 jours. Il ne doit jamais être fait emploi de coefficients pour l'interprétation de numérations précoces.

Par suite de la dispersion des germes de l'eau dans la gélatine nutritive, chaque colonie se développe isolément et plus ou moins rapidement suivant ses qualités électives : l'intensité des cultures est sensiblement proportionnelle à la richesse de l'eau en germes. Les cristallisoirs d'une même eau pouvant attendre plus ou moins longtemps leur dénombrement, il importe de faire les numérations de chacun d'eux quand on juge le moment propice, en notant le nombre de gouttes, de jours et le calibrage de la pipette employée.

On utilise dans ce but un numérateur à secteur, placé sur un fond noir et sur lequel on superpose la plaque à examiner.

Les colonies se détachent alors très nettement. L'opérateur, une plume à la main, marque sur les parois du cristallisoir les limites du premier secteur et compte toutes les colonies visibles. Cela fait, il fait tourner le cristallisoir et amène sous ses yeux un nouveau secteur faisant suite au premier, qu'il limite également par un trait de plume et dont il fait le dénombrement : ainsi de suite jusqu'à ce qu'il soit arrivé à son point de départ, toute la surface de la plaque ayant ainsi défilé sous ses yeux.

On fait cette lecture sur tous les cristallisoirs ensemencés, et on prend la moyenne des numérations.

On compte séparément les colonies formées par les moisissures.

Spécification.

La détermination des espèces de tous les germes présents dans une eau, au moment où les échantillons ont été prélevés, est l'opération la plus difficile, la plus pénible et la plus longue des analyses, c'est aussi la partie la plus importante, surtout en raison de la spécification des bactéries pathogènes.

Étant en contact avec le sol, pouvant être exposées à recevoir les poussières atmosphériques, les résidus de tous les organismes sains ou malades, les déchets de toutes provenances depuis les industries jusqu'aux hôpitaux, les eaux peuvent devenir le véhicule de tous les germes de la nature pour lesquels elles constituent un terrain plus ou moins favorable à leur entretien, à leur prolifération, à la conservation de leur virulence.

Les procédés de spécification seront donc ceux appliqués dans la microbie générale, les résultats sont limités à l'état actuel de la systématisation générale des bactéries, qui manque de précision :

chaque espèce microbienne est loin d'avoir sa monographie précise.

C'est pourquoi nous sommes obligés de classer dans nos laboratoires un grand nombre de germes isolés de l'eau et de l'air, sans qu'il soit possible encore de les identifier avec une espèce déterminée.

D'une manière générale on examine la colonie lorsqu'elle est nettement développée, de préférence du huitième au quinzième jour, à l'aide d'une loupe ou de l'objectif O et de l'oculaire redresseur du microscope. On note toutes les observations que l'on peut faire : non liquéfaction ou liquéfaction, ramollissement, viscosité de la gélatine au centre ou à la périphérie, production de vésicules gazeuses, consistance, formes, dimensions, coloration de la colonie et des zones, diffusion de la matière colorante dans la gélatine, filaments mycéliens, granulations, rayonnements, etc., etc.

On fait ensuite deux examens microscopiques, le premier en vue d'observer la motilité des germes, le second pour en déterminer les caractères morphologiques. A cet effet :

1° on prélève à l'aide d'un fil de platine une faible partie de la colonie en évitant avec le plus grand soin d'entraîner la gélatine. On délaie dans une goutte d'eau distillée stérile, sur une lamelle, et on examine avec les forts grossissements au microscope, la gouttelette suspendue avec l'éclairage fond noir. On voit ainsi nettement la motilité des germes ;

2° on fait un nouveau prélèvement de la colonie et délaie sur une lame dans une goutte de solution étendue de rubine, on recouvre avec une lamelle et examine à des grossissements différents. On observe soigneusement la forme des éléments, leurs groupements, si la mobilité a résisté à l'action de la matière colorante, les dimensions, la présence des spores, etc., etc.

On recherche en outre si le germe prend le Gram.

A l'aide de cette première série de données il est déjà permis à un analyste suffisamment exercé de déterminer quelques espèces.

Quand ces renseignements ne peuvent permettre une conclusion, il convient de pratiquer des cultures sur différents milieux ; gélose, pomme de terre, bouillon, lait, strie et piqûre dans la gélatine, etc., etc. ; on observe soigneusement les caractères morphologiques et biologiques produits sur chacun de ces milieux. On recueille ainsi généralement un faisceau de renseignements qui permet d'identifier ce micro-organisme ou tout au moins de le classer près de l'espèce qui s'en rapproche le plus.

L'examen des cultures en bouillon ordinaire non phéniqué fournit également des renseignements d'une grande valeur. L'odeur de la culture, sa réaction, sa coloration, la production de pigments verts, fluorescents, bleus, rouges, bruns, etc., de voiles plus ou moins épais, colorés ou non, le dégagement de gaz fétides (produit par les bactéries putrides des matières fécales), d'hydrogène sulfuré, d'acide carbonique, etc., etc., sont autant d'indices précieux pour la spécification.

Anaérobies. — Nous n'effectuons généralement pas de recherches spéciales sur le dénombrement et la spécification des microbes anaérobies.

La plupart des germes étant facultativement aérobies ou anaérobies peuvent être signalés deux fois.

Dans les cultures en bouillon ordinaire remplies, soit en partie, soit jusqu'au goulot, le milieu de culture devient très rapidement et toujours énergiquement réducteur, comme il est facile de s'en convaincre, sous l'influence des germes aérobies toujours prépondérants dans les eaux et si avides d'oxygène ; les bactéries anaérobies sont donc à même de se développer, et, s'il y en a de pathogènes, nous les retrouvons à l'expérimentation physiologique.

Recherche générale des espèces pathogènes ou suspectes et des associations dangereuses: Expérimentation physiologique.

On laisse à l'étuve à 35° degrés pendant 4 jours le bouillon non phéniqué renfermant 10 centimètres cubes d'eau.

Au quatrième jour, à l'aide de cette culture, on pratique sur un cobaye une injection intra-péritonéale de 0 cc. 3 à 0 cc. 5 p. 100 du poids de l'animal. Il est important de ne pas s'écarter de ces chiffres dont la fixation est le résultat de très nombreuses expériences.

On suit exactement les variations de température du cobaye, en prenant la température rectale avant l'injection, puis la température un quart d'heure, une demi-heure, une heure, puis enfin d'heure en heure, pendant 5 ou 6 heures après l'injection.

On observe soigneusement l'animal en expérience. On continue à prendre la température matin et soir, jusqu'au huitième jour seulement si, à cette époque, l'animal paraît complètement rétabli ; plus longtemps si cela paraît nécessaire.

Dans ces conditions, les cultures faites avec des eaux pures influencent peu la température normale des cobayes.

Les variations notables de la température, de l'état de l'animal, les abcès qui peuvent prendre naissance à la suite de ces injections, l'émission de selles diarrhétiques, l'hyperexcitabilité ou l'abattement, etc., des animaux soumis aux expériences, sont autant d'indices qui peuvent éveiller l'attention et faire suspecter la présence de bactéries nocives dans les cultures des eaux qui produisent ces accidents. La spécification des bactéries, dans ce cas, doit être faite avec le plus grand soin.

Les grands écarts de température sont généralement suivis de la mort de l'animal.

On pratique le plus tôt possible l'autopsie, on observe soigneusement les lésions, et, avec des prélèvements effectués sur les sérosités péritonéale. pleurale, péricardique, ainsi que sur le foie, la rate, la bile, le sang du cœur, on ensemence des bouillons et d'autres milieux de culture. On fait des préparations que l'on examine immédiatement sous le microscope avec la surface du foie; on examine également le sang du cœur.

Les sérosités donnent généralement des cultures impures, et, pour séparer les différentes espèces, il est indispensable de faire des cultures sur plaques de gélatine nutritive.

Le foie, la rate, la bile, mais surtout le sang du cœur, donnent souvent des cultures pures directement.

En tout cas, il est indispensable de se livrer à la spécification des germes recueillis dans les ensemensements faits avec le foie, la rate, la bile, le sang du cœur. Ce travail est d'ailleurs énormément facilité par la grande sélection d'espèces bactériennes qui se produit dans ces conditions.

C'est dans ces cultures que l'on peut retrouver les microbes pyogènes, les staphylocoques aureus, albus, le streptocoque pyogène, le micrococcus tetragenus, le bacillus pyogenes fœtidus, le coli-bacille virulent, le bacille pyocyanique, la bactéridie charbonneuse, le vibrion septique, rarement le bacille typhique.

L'expérimentation physiologique appliquée dans ces conditions peut donner des renseignements des plus utiles, mais il ne faudrait pas vouloir lui donner une portée qu'elle n'a pas et lui attribuer une importance exagérée. Elle possède une valeur indiscutable lorsqu'elle a donné, à la suite de ces recherches, des résultats positifs, c'est-à-dire lorsque l'injection de la culture a déterminé la mort de l'animal et que l'on a reconnu, isolé et caractérisé une espèce bactérienne pathogène bien déterminée dans les cultures obtenues à l'aide des ensemencements prélevés sur l'animal à l'autopsie.

Mais, de ce que l'expérimentation physiologique appliquée dans ces conditions n'a conduit à aucun résultat appréciable, il faut bien se garder de conclure que l'eau examinée ne recèle pas de germes condamnables.

Un certain nombre des espèces pathogènes énumérées plus haut pourraient passer inaperçues, surtout le bacille d'Eberth.

Que cette recherche ait ou n'ait pas donné de résultat positif, nous effectuons toujours concurremment la recherche et l'isolement des espèces suivantes :

Recherche spéciale des bactéries putrides des matières fécales, du bacille coli, du bacille typhique, des bacilles paratyphiques, du bacille dysentérique.

Ces recherches sont faites au moyen des ensemencements en bouillon de 1, 10, 25, 100 centimètres cubes d'eau, phéniqués au millième précédemment décrits.

Après 48 heures d'étuve à 42 degrés on transporte respectivement une goutte des bouillons qui se sont troublés dans 10 centimètres cubes d'eau peptonée (voir milieux de cultures)

Après agitation de ce mélange on ensemence une petite goutte de chacune des dilutions ainsi préparées dans 10 centimètres cubes de gélatine Elsner fluidifiée et versée aseptiquement dans une boîte de Pétri. Ces boîtes manipulées pour répartir également le mélange sont solidifiées sur la table réfrigérante. Les bouillons phéniqués sont replacés à l'étuve à 42 degrés ainsi que les peptones qui ont servi de dilution pour ensemencer les plaques de gélatine Elsner.

Après 6 jours d'étuve on recherche la présence de l'indol dans les peptones en ajoutant à chacune 4 gouttes d'une solution de nitrite de soude à 2 grammes par litre puis 1 centimètre cube d'acide sulfurique pur.

L'examen des plaques de gélatine Elsner est fait vers le huitième jour. Les colonies qui cultivent sur ce milieu dans ces conditions appartiennent à un très petit nombre d'espèces, presque toujours exclusivement du genre coli-bacille. Les colonies font l'objet d'examens microscopiques sans coloration, avec coloration, Gram, etc., on observe le caractère de motilité sans coloration.

Avec un certain nombre de colonies, on fait des piqûres en gélatine lactosée et on ensemence des tubes d'eau peptonée.

On observe la production des gaz en piqûres, on recherche l'indol dans ces cultures pures en peptone et on fait des essais d'agglutination avec les cultures de 24 heures additionnées de sérum antityphique, paratyphique ou dysentérique.

L'ensemble de ces caractères permet d'isoler et d'identifier sûrement le coli-bacille.

La recherche des *bactéries putrides des matières fécales* constitue un précieux renseignement sur la pollution des eaux.

Nous désignons sous le nom de *bactéries putrides des matières fécales* un ensemble de germes aérobies et anaérobies qui produisent dans le bouillon phéniqué au 1/1.000, surtout dans les bouillons de 100 centimètres cubes une véritable digestion des substances albuminoïdes du bouillon en les transformant en substances dont l'odeur est identique à celle des matières fécales fraîches.

Les espèces qui produisent cette odeur caractéristique se rencontrent chaque fois que l'on introduit des contaminations fécales dans l'eau; on les trouve d'une façon permanente dans les eaux de surface contaminées, dans les eaux de rivières, égouts, etc. Leur présence est toujours liée à un ensemble d'observations qui ne laissent aucun doute sur la pollution qu'elles accusent. Elles constituent un élément très significatif de pollution même en l'absence du coli-bacille dont la culture est gênée, quelquefois suspendue par ces fermentations puantes et très réductrices (H^2S,etc.). Leur présence se manifeste très nettement dans les bouillons phéniqués de 100 c. c. après quelques jours de culture à 42 degrés, par une odeur infecte rappelant les matières fécales fraîches souvent accompagnée d'une production plus ou moins considérable d'hydrogène sulfuré donnant une teinte brune très marquée aux fioles de verre renfermant les cultures.

Recherche spéciale du vibrion cholérique.

On procède à l'enrichissement de l'eau au moyen du milieu concentré de Metchnikoff dont la formule est la suivante :

Peptone, 10 grammes;
Sel marin, 5 grammes;
Gélatine, 20 grammes;
Eau distillée, Q. S. pour 100 centimètres cubes;
Alcaliniser à la soude.

100 centimètres cubes de l'eau suspecte sont additionnés de 10 centimètres cubes de ce liquide puis placés à l'étuve à 35°. Au bout de 12 heures, on ensemence avec le voile, formé à la surface de la culture ou avec la partie superficielle du liquide, s'il n'y a pas de voile, des plaques de gélose nutritive qui sont placées à l'étuve à 35°. Dès que les colonies apparaissent, on procède à leur examen microscopique.

Leur nature vibrionienne une fois établie, on caractérise les vibrions en les soumettant à l'action agglutinante de choléra-sérum.

On procède en même temps au repiquage des colonies vibrioniennes en gélatine afin d'observer le caractère de liquéfaction.

L'ensemencement de ces mêmes colonies en eau peptonée permet d'effectuer la réaction *indol-nitreuse* ou *choléra-roth*. Pour mettre celle-ci en évidence, on additionne les cultures de 24 heures en eau peptonée de 1 centimètre cube d'acide sulfurique concentré; on voit apparaître une coloration rouge analogue à celle obtenue dans la réaction de l'indol dans les cultures de bacille-coli.

L'ensemble des caractères observés permet de conclure sur la nature des vibrions suspects.

∴

V. — Examen micrographique

On peut rencontrer dans les eaux exposées au libre contact de l'air une multitude de substances étrangères, banales ou offensives, en suspension ou dans des dépôts; des corps minéraux communs, tels la silice, l'oxyde de fer, l'argile, terre, calcaire, etc., des plantes ou débris de plantes, des organismes animaux ou débris de toutes sortes, des résidus d'industries les plus variées, les fibres les plus usuelles de coton, chanvre, lin, soie, laine, des cellules amylacées, des poils, etc. On a appelé avec juste raison l'attention des hygiénistes sur la présence des œufs et des larves de parasites intestinaux : *Distoma hepaticum*, *et lanceolatum*, *Cercaria cystophora*, *Ankylostoma duodenale*, *Trichocephalus hominis*, *Tænia*, *Triænophorus*, *Schistocephalus*, *Ascaris*, *Oxyuris*. Enfin la faune des organismes inférieurs est très abondante : rhizopodes, sporozoaires, flagellés, infusoires ciliés et non ciliés, rotifères, annélides, mollusques, arthropodes.

Il est bon de faire un examen micrographique sérieux des différents corps étrangers que l'on peut rencontrer dans les eaux et à cet effet nous utilisons un des flacons bouchés à l'émeri.

Nous devons ajouter que ces différents corps ont une origine accidentelle à laquelle il est généralement facile de remédier et qu'au point de vue de l'utilisation des eaux dans l'alimentation publique il y a lieu d'interpréter les résultats de cet examen avec beaucoup de réserves.

Le bassin d'une source d'eau très pure existant au milieu des champs peut être le réceptacle d'une infinité d'algues, infusoires, corps étrangers de toutes sortes apportés par les poussières atmosphériques, les oiseaux, etc., etc..., et un captage soigné de la source a facilement raison de toutes les causes accidentelles d'introduction de ces corps étrangers ; dans d'autres cas une filtration, même grossière, les arrête totalement.

Enfin nous devons ajouter qu'il est même bien rare de rencontrer dans les eaux soumises aux analyses les éléments d'un examen micrographique. Les précautions préliminaires locales précédant les prélèvements des échantillons suffisent généralement à éliminer la présence de ces éléments grossiers.

MELUN. IMPRIMERIE ADMINISTRATIVE. — M 855 *E*, n° 152

www.ingramcontent.com/pod-product-compliance
Ingram Content Group UK Ltd.
Pitfield, Milton Keynes, MK11 3LW, UK
UKHW021027200726
13857UKWH00004B/1640